Inka Jochum

Das KieferHeilbuch

Lieber Hannes,

ich wünsche Dir und mir

Schluß mit Zähneknirschen,

alten Mustern, Verspannungen –

auf zu neuen Ufern mit

einem gelungenen Neuanfang.

Mama

30.11.15

Inka Jochum

Das KieferHeilbuch

Schluss mit Zähneknirschen, Kieferverspannungen, Beißschiene & Co.

nymphenburger

Die Ratschläge in diesem Buch sind von Autorin und Verlag sorgfältig geprüft, dennoch kann keine Garantie übernommen werden. Jegliche Haftung der Autorin bzw. des Verlages und seiner Beauftragten für Gesundheitsschäden sowie Personen-, Sach- und Vermögensschäden ist ausgeschlossen.

FSC www.fsc.org
MIX
Papier aus verantwortungsvollen Quellen
FSC® C084279

Umschlaggestaltung: atelier-sanna.com, München
Fotos: Wolfgang Roucka, München
Fotomodell: Toko Jochum
Illustrationen S. 11, S. 20: Mascha Greune, München
Satz: Walter Typografie & Grafik GmbH, Würzburg
Gesetzt aus: 10/14 pt Optima
Druck und Binden: Neografia a.s.
Printed in the EU
ISBN 978-3-485-02854-7

www.nymphenburger-verlag.de

Inhalt

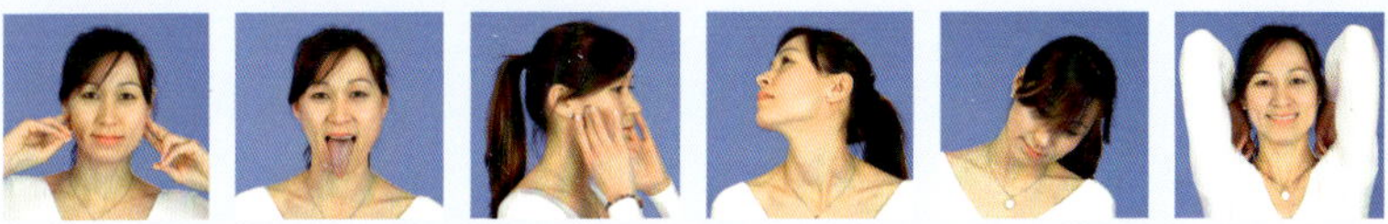

Einleitung

Unser Kiefer reagiert auf körperliche, geistige und seelische Belastungen. Die Augen werden als Spiegel der Seele bezeichnet, der Kiefer als Mülleimer der Seele. Fast nicht zu glauben, womit der Kiefer in Beziehung steht und wofür er zuständig ist. Schon unser deutscher Dichterfürst Johann Wolfgang von Goethe meinte, einen Kieferknochen entdeckt zu haben, der dann jedoch, zu seinem Leidwesen, in Frankreich schon bekannt war.

Das Kiefergelenk ist das oberste Gelenk im Körper. Es hat so etwas wie eine Kapitänsfunktion und ist für die gesamte aufrechte Haltung zuständig. Eigentlich ist es nicht nur ein Gelenk, sondern es sind zwei Gelenke: Sie können den Unterkiefer nicht mit einem Gelenk allein bewegen.

Der Kiefer reagiert auf körperliche und seelische Belastungen

In unserem Körper ist alles mit allem verbunden und steht miteinander in Beziehung – positiv wie negativ. Wilhelm Busch wusste schon: „An einem Zahn hängt ein ganzer Mensch.“ Steht das Kiefergelenk schief, ist meist auch ein Beckenschiefstand vorhanden. Unsere aufrechte Haltung ist von der Stellung und Belastung unserer Füße, über die Kniegelenke, Hüftgelenke

(Becken), den Schultergürtel, die Stellung des Kiefers und des Kopfes abhängig.

Beißt jemand das Kiefergelenk stark zusammen, kann dies zu Nacken- und Schulterverspannungen bis hin zu Alterationen in der Wirbelsäule führen.

Durch Verspannungen des Kiefergelenks kann es überraschenderweise auch zu einer Blockierung der „Schädelatmung" kommen, was Auswirkungen auf den gesamten Organismus hat: „Wenn oben nichts mehr durchkommt, kommt unten nichts mehr an." Kleinste Fehlhaltungen der Kiefergelenke wirken sich auf die Kopfhaltung und damit auf den Atlas und die Halswirbelsäule aus. Becken und Brustkorb verhalten sich wie Unterkiefer und Oberkiefer, hochgezogene Schultern verschieben den Kopf auf dem Atlas nach vorn, die Muskulatur erhöht ihre Spannung. Auch ein eingezogener Brustkorb überlastet die Halsmuskulatur.

Verspannungen des Kiefers haben Auswirkungen auf den ganzen Körper

Viele meinen, sie müssten alle Last der Welt auf ihren Schultern tragen. Die Schulter- und Nackenmuskulatur reagiert besonders stark auf Stress und Anspannung. Und was vielleicht nicht so bekannt ist: Auch die Kiefermuskeln reagieren mit Verspannungen auf zu viel Stress.

Wer kennt das nicht: „Zähne zusammenbeißen und durch!"

Da dies sehr oft im täglichen Leben gefordert wird, ist man sich dessen meist nicht mehr bewusst und die Verspannungen verfestigen sich immer mehr. Deshalb mein erster Rat an Sie: Beobachten Sie sich und die Entspannung Ihres Kiefers den ganzen Tag über, so oft wie möglich! Mit Schmunzeln und Lächeln geht alles leichter!

Normalerweise haben die Zähne in vierundzwanzig Stunden nur dreißig Minuten direkten Kontakt miteinander. Da können Sie sich selbst vorstellen, was es bedeutet, in welcher Spannung sich Ihre Muskulatur befindet, wenn Sie unbewusst allzu oft die Zähne zusammenbeißen oder nachts mit den Zähnen knirschen (Bruxismus). Eine Folge davon können starke Schmerzen, Ohrpfeifen (Tinnitus), Migräne und Schwindelgefühle sein.

Eine angespannte Kiefermuskulatur kann schlimme Folgen nach sich ziehen

Sie kennen bestimmt viele Menschen, die mit einem eingefrorenen Lächeln oder hängendem Unterkiefer durchs Leben gehen. Wenn Sie sich wirklich gut selbst beobachten, werden Sie feststellen, dass auch Sie sich viele Reaktionsmuster zugelegt haben. Wir haben unser Verhalten in der Regel schon so konditioniert, dass wir uns dieser Mechanismen gar nicht mehr bewusst werden. Durch die sanften Lockerungsübungen in diesem Buch sowie den Versuch, Ihre geistigen Einstellungen zu verändern, wird gleichzeitig Ihre gesamte Kopf-, Nacken- und Gesichtsmuskulatur energetisiert und dadurch besser durchblutet. Ein strahlendes, frisches, gesundes Aussehen ist die Folge.

Energiebahnen im Kopfbereich

Um Ihnen die Verbindungen von Kopf bis Fuß noch deutlicher zu machen, möchte ich Ihnen im Folgenden die Energiebahnen im Kopf- und Kieferbereich aus der Traditionellen Chinesischen Medizin (TCM) genauer beschreiben. Darauf basieren die Übungen aus dem Stillen Qi Gong.

Meridiane leiten die Lebensenergie

Neben unseren Muskeln, Sehnen, Knochen, Organen und Nerven laufen in unserem Körper Energiebahnen (Meridiane), die das Qi, die Essenz oder Lebensenergie, leiten. Das Qi in den Energiebahnen sollte möglichst immer im Fluss bleiben. Durch Blockaden entstehen Krankheiten.

Die Meridiane laufen von den Füßen bis in den Kopf und umgekehrt. Sie schließen sich immer zu Yin-Yang-Paaren zusammen. An der Außenseite unserer Arme und Beine verlaufen die Yang-Meridiane, die meist mit den Hohlorganen (Dickdarm/Magen, Dreifacherwärmer/Gallenblase, Dünndarm/Blase) verbunden sind. An der Innenseite verlaufen die Yin-Meridiane, die meist zu den Speicherorganen (Lunge/Milz, Leber/Perikard, Herz/Niere) Verbindung haben. In der TCM ordnet man den Yin- und Yang-Meridianen ein Naturelement zu, dies sind die fünf Elemente Erde, Feuer, Wasser, Holz und Metall.

Im Folgenden finden Sie die Meridiane des Kopfbereichs und deren Störungen:

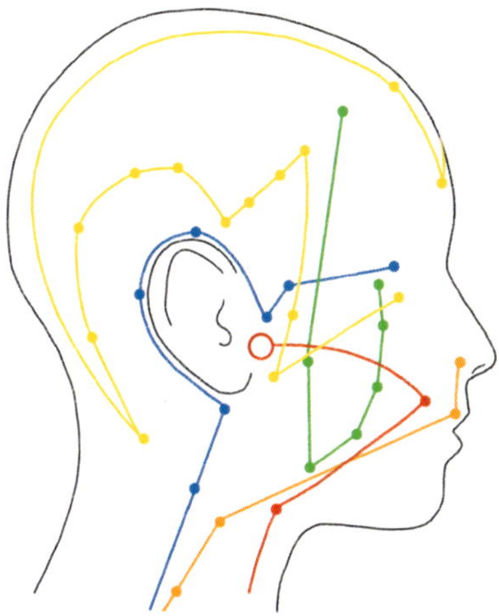

- Der Dünndarmmeridian (rot) verläuft vom kleinen Finger über die Schulter zum Ohr (Beschwerden: Wange, Zahn, Ohren).
- Der Dickdarmmeridian (orange) zieht sich vom Zeigefinger über die Schulter zum Kopf über die Wange, wo er am Oberende des Nasenflügels endet (Beschwerden: Nebenhöhlen, Migräne, Kopfschmerzen).
- Der Magenmeridian (grün) verläuft vom seitlichen Nasenflügel unter den Augen vorbei zur seitlichen Stirn. Die Hauptenergiebahn des Magenmeridians zieht den Unterkiefer entlang am seitlichen Hals zur Drosselgrube (Schlüsselbein) (Beschwerden: psychische Beschwerden, Verdauung).

- Der sogenannte Dreifacherwärmer (blau) zieht sich vom Ringfinger über Ellbogen und Oberarm zum Nacken über das Schläfenbein, umkreist das Ohr und endet an der seitlichen Augenbraue (Beschwerden: hintere Schulterpartie, Schläfenkopfschmerz, Migräne).
- Der Gallenblasenmeridian (gelb) beginnt im äußeren Augenwinkel und läuft im Zickzack über den Kopf zum Nacken (Beschwerden: Ohrerkrankungen, Tinnitus, Schwindel).

Das Kiefergelenk ist also mit dem gesamten Körper über die Meridiane verbunden. Verspannungen im Kopf- und Kieferbereich haben deshalb immer auch eine Auswirkung auf den ganzen Menschen.

Emotionale Ebene

Wie oben bereits beschrieben, ist der Kiefer der „Mülleimer" der Seele. Das Verarbeiten unserer Emotionen wird als Spannung im gesamten Körper und besonders im Unterkiefer wahrgenommen. Alle bitteren Worte oder aggressiven Handlungen, die wir nicht ausgeführt haben und nicht in einen positiven geistigen Zustand lenken konnten, manifestieren sich als Stress und Stau in unseren Energiebahnen und im Unterkiefer. Deshalb ist bei Kieferproblemen immer auch die geistige Einstellung besonders wichtig.

Der Kiefer ist der „Mülleimer" der Seele

Es ist äußerst schwierig, vom Beobachten und Erkennen eines Stresszustandes in eine Änderung und dann in eine Entspannung des Kiefers zu kommen. Durch das Betrachten der äußeren Umstände im Beruf, im privaten Bereich und in Beziehungen können wir uns jedoch selbst auf die Schliche kommen und uns einer Lösung annähern.

Emotionen zeigen sich auch in der Kiefermuskulatur

Bei Emotionen wie Gier, Ärger, Eifersucht, Hass (Aggression) werden wir dazu aufgerufen, unsere geistige Einstellung zu korrigieren und langfristig zu ändern. Über das Bewusstwerden unserer Schwierigkeiten können wir versuchen, eine andere geistige Haltung zu generieren. Jeder Mensch setzt sich täglich mit diesen Emotionen auseinander – mehr oder weniger bewusst. Bleiben Sie immer offen für Veränderung!
Der Weg zu mehr Bewusstsein geht wie folgt:

erkennen – annehmen – verändern

Der Kiefer als „Mülleimer" aller unverdauten Emotionen kann nur dann wirklich entspannen, wenn Sie auf allen drei Ebenen versuchen, einen Weg der Mitte zu finden: körperlich, geistig, seelisch. Die Seele reagiert auf das Miteinander von Körper und Geist. Wenn Sie Körper und Geist verwandeln, verändern Sie automatisch auch Ihre seelische Verfassung.

Das KieferHeilprogramm

Meine Ausbildungen zur Körpertherapeutin, Yoga-, Qi-Gong- und Meditationslehrerin ermöglichen es mir, Wissen und Übungen aus all diesen verschiedenen Bereichen zu kombinieren und anzubieten – die langjährige Erfahrung nicht zu vergessen. Beim Thema Kiefer hat mich persönlich sehr berührt, dass alle drei Ebenen wirklich unmittelbar gleichwertig behandelt werden müssen.

In diesem Buch stelle ich Ihnen bewährte Übungen vor, die Ihr Körpergefühl und Ihre Wahrnehmung verbessern und so zu einem neuen Körperbewusstsein führen. Die Übungen helfen den Praktizierenden, die Beißschiene zu vergessen und die wirkliche Ursache zu erkennen und zu verändern.

Übungen, um die Beißschiene zu vergessen

Eine Entspannung des Kiefers ist untrennbar mit dem Erspüren Ihres Gleichgewichts in der aufrechten Haltung verbunden (Zentralkanal, das Lot), von den Füßen über den Dammpunkt, die Knie und die Hüftgelenke zum Scheitelpunkt (auch Kronenchakra oder Himmelspforte genannt).

Sogar die Zunge im Rachenraum spielt eine bedeutende Rolle für die Position des Unterkiefers, ebenso alle Gesichts- und

Kopfmuskeln. Jede Veränderung der Kopfhaltung hat eine andere Kieferhaltung zur Folge. Achten Sie immer wieder auf die gelöste Stellung Ihres Kinns und Kiefers, sei es im Liegen, Sitzen oder Stehen – einfach bei allem, was Sie tun.

Auch die Kopfhaltung wirkt sich auf den Kiefer aus

Die Basis der gesamten Kieferarbeit ist ein Lernen von Loslassen und damit ein Entspannungstraining. Deshalb möchte ich Ihnen das Progressive Muskeltraining nach Jacobson/Wolpe als Tiefenentspannung vor allen Übungen in diesem Buch ganz besonders ans Herz legen.
Äußerst wichtig ist bei allen Übungen auch, sich die Bedeutung von Atmung und Bewegung zu vergegenwärtigen.

Atemansatz = Bewegungsansatz
Bewegungsansatz = Atemansatz

Wenn wir uns bei allen Bewegungen unseres Atems bewusst wären, gäbe es keine Verspannungen.

Schmunzeln und lächeln Sie auch so oft wie möglich. Nicht nur über die anderen, sondern am meisten über sich selbst. Wenn Ihnen das gelingt, ist die Hälfte des Übungsweges schon geschafft.

KieferHeilprogramm

Durch meine langjährige Erfahrung als Lehrerin und Therapeutin habe ich gelernt, dass der Kiefer ein allumfassendes Thema ist, von den Füßen bis zum Kopf. Er spiegelt unsere Lebenseinstellung ebenso wie unsere Lebenshaltung und unsere aufrechte Haltung wider. Diese ganzheitliche, sehr komplexe Sichtweise wird meist viel zu wenig beachtet. Mit dem hier vorgestellten Übungsprogramm möchte ich mehr Aufmerksamkeit und Beachtung auf diesen kleinen Teil des Bewegungsapparats lenken, der so große Auswirkungen auf den gesamten Menschen hat. Unser Kau- und unser Bewegungsapparat sind sehr eng miteinander verknüpft und beeinflussen sich gegenseitig.

Der Kiefer hat Auswirkungen auf den gesamten Menschen

Je intensiver ich mich mit dem Kiefer beschäftigte, desto mehr weitete sich dieses Thema in die verschiedensten Bereiche aus und plötzlich kamen immer mehr Menschen in meine Kurse, die davon betroffen waren. Daraus ist dieses KieferHeilprogramm entstanden.

Mut zur Veränderung. Üben Sie und verändern Sie sich.

Die Übungen des KieferHeilprogramms im Überblick

1. Erspüren der Kiefermuskeln
2. Durch Zungenbewegungen den Kiefer befreien
3. Den Kiefer bewegen und pressieren
4. Halswirbelsäule und Kiefer ins Lot bringen
5. Hals und Nacken dehnen und kräftigen
6. Tiefe ganzheitliche Körperentspannung
7. Das Heilmantra

1. Erspüren der Kiefermuskeln

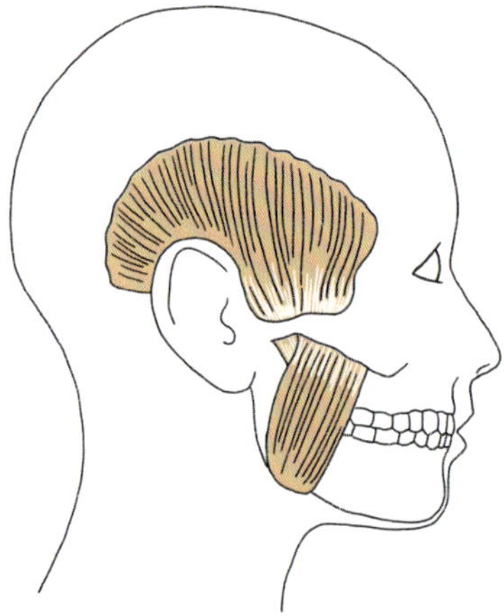

Wir beschäftigen uns nun zuerst einmal mit unserem Kiefer, ertasten und erspüren die Muskulatur, um uns der Fehlspannungen bewusst zu werden. Sie können dabei nichts falsch machen. Vertrauen Sie Ihrem Gefühl und ertasten Sie aufmerksam Ihre Muskulatur.

1. Masseter-Muskeln

   Legen Sie Ihre Hände auf Ihre Wangen vor die Ohren und beißen Sie nun kräftig auf und zu. Dabei spüren Sie die Masseter-Muskeln unter Ihren Fingern.

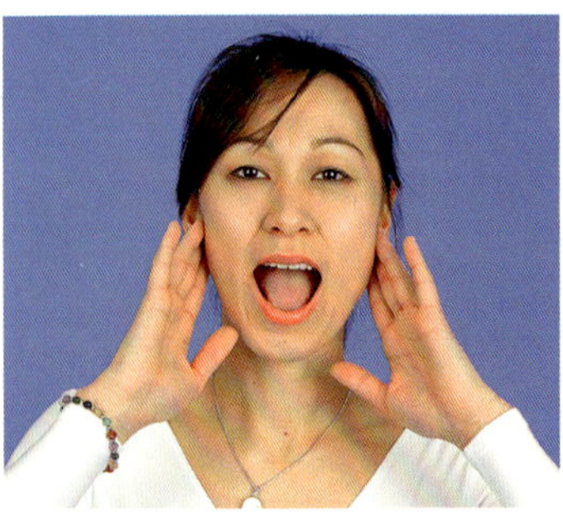

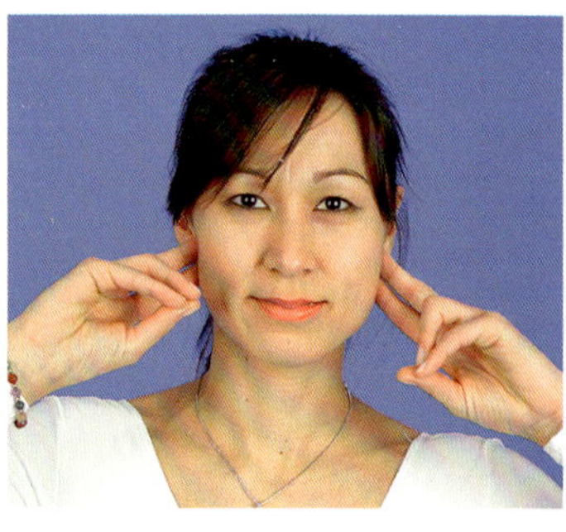

2. Temporalis-Muskeln
Vorderer Teil: Legen Sie Ihre Finger wieder vor die Ohren, rutschen Sie dann hoch zu den Schläfen und beißen Sie kräftig zu. Hierbei spüren Sie Ihre Temporalis-Muskeln.

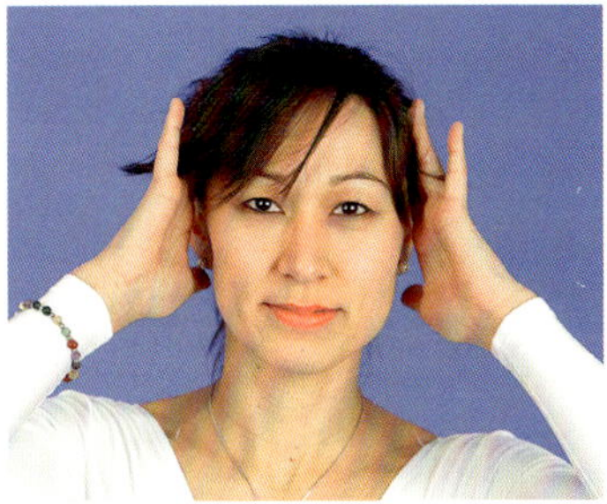

Hinterer Teil: Legen Sie Ihre Finger hinter die Ohren. Bewegen Sie den Kiefer vor und zurück und spüren Sie diese Bewegung unter Ihren Fingern. Dies sind auch Ihre Temporalis-Muskeln.

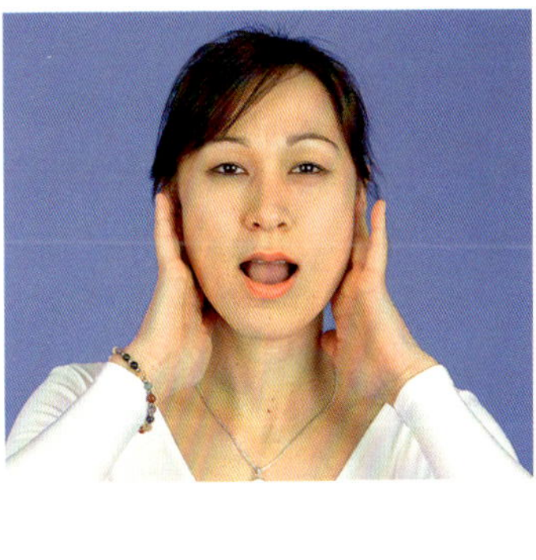

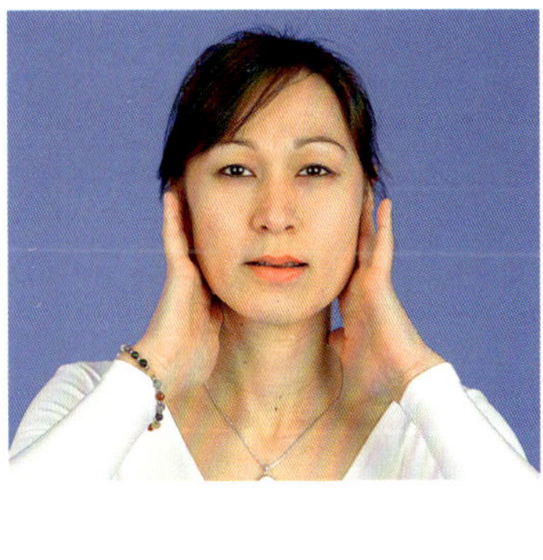

3. Kiefergelenke
   Stecken Sie die kleinen Finger in die Ohren. Machen Sie den Mund weit auf und zu. Sie spüren, wie Ihr Unterkiefer nach oben, unten, nach vorn und hinten geht. Dabei können Sie meist ein Knacken der Gelenke gut wahrnehmen.

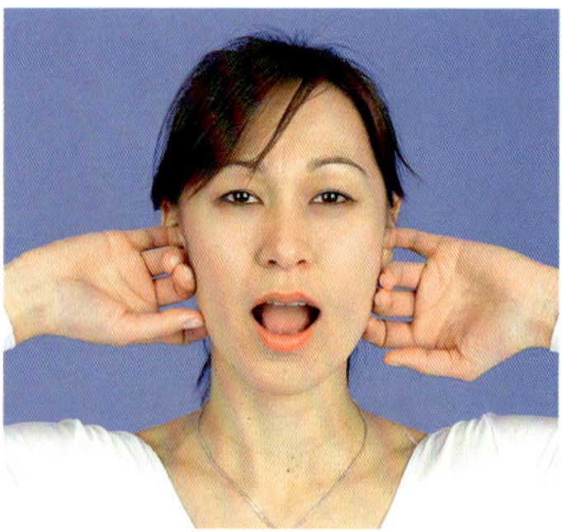

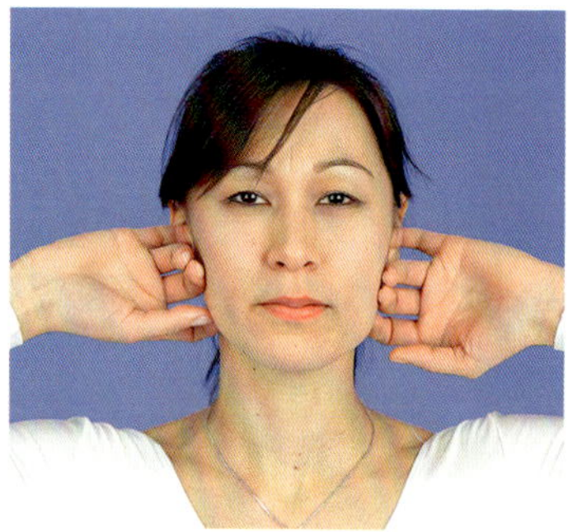

Wahrscheinlich werden Sie feststellen, dass Sie dabei immer wieder gähnen müssen. Gähnen bringt Sie in einen tieferen Entspannungszustand und transportiert mehr Sauerstoff ins Gehirn.

- Kinn gerade
- Kopf leicht nach unten
- Nacken strecken

2. Durch Zungenbewegungen den Kiefer befreien

Die entspannte, aufrechte Haltung im Sitzen

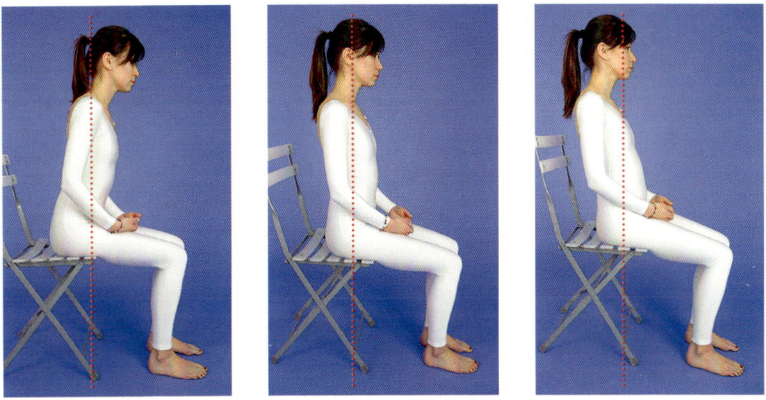

- Setzen Sie sich aufrecht auf einen Stuhl.
- Ihre Füße sind hüftbreit auseinander und stehen parallel auf dem Boden.
- Spüren Sie Ihre Fersen, Ihre Fußaußenseiten und alle Zehen Ihrer Füße.
- Ihre Unterschenkel befinden sich im rechten Winkel zu Ihren Oberschenkeln.
- Ihre Oberschenkel befinden sich im rechten Winkel zu Ihrem Rumpf.
- Richten Sie sich mit einer gewissen Körperspannung im Lot auf (weder schlaff noch zu angespannt).

- Achten Sie darauf, dass sich Ihr Schultergürtel in einer Linie über Ihrer Hüfte befindet.
- Ihr Kopf als Verlängerung Ihrer Halswirbelsäule sollte hoheitsvoll, frei schwebend empfunden werden.
- Entspannen Sie zwischen beiden Augenbrauen (Oberes Dan-Tien, Drittes Auge).
- Lassen Sie Ihre Lider sinken.
- Das Gesicht trägt ein leichtes Lächeln.
- Halten Sie Ihr Kinn gerade, leicht nach unten gedehnt, dabei nehmen Sie Ihren dritten und vierten Halswirbel nach hinten.
- Ihr Atem fließt beim Einatmen langsam und ruhig vom Beckenboden über den Brustkorb und die Schlüsselbeine in den Kopf.
- Beim Ausatmen umgekehrt vom Kopf in den Beckenboden.
- Legen Sie die Zunge an den oberen Zahnrand. Dadurch verbinden sich die beiden Sondermeridiane: Ren-Mai, der Yin-Meridian auf der Vorderseite unseres Körpers, mit dem Du-Mai, dem Yang-Meridian auf der Rückseite unseres Körpers. Die Zunge ist die Brücke zwischen Yin und Yang. Sie hat eine ganz bedeutende Rolle für unseren Energiehaushalt und durch das Anlegen der Zunge am oberen Zahnrand werden Fülle und Leere in unseren Energiebahnen ausgeglichen.

- Bewegen Sie Ihren Rumpf sanft nach vorn und nach hinten. Dadurch bringen Sie sich bewusst immer wieder aus dem Gleichgewicht und können mit einer gewissen Übungspraxis Ihre Mitte, Ihr Lot finden. Bei der Bewegung nach vorn belasten Sie Ihre beiden Sitzhöcker mehr vorn, bei der Bewegung nach hinten eher hinten.
- Pendeln Sie sich langsam in Ihrer Mitte ein.
- Atmen Sie mindestens vier- bis siebenmal sanft und ruhig durch beide Nasenlöcher ein und aus.
- Bewegen Sie Ihren Rumpf auch nach links und rechts und pendeln Sie sich wieder sanft in Ihrer Mitte ein.
- Atmen Sie mindestens vier- bis siebenmal sanft und ruhig durch beide Nasenlöcher ein und aus.
- Genießen Sie das Gefühl, in Ihrer Mitte zu sein!

Zungenübung

- Nehmen Sie die entspannte, aufrechte Haltung im Sitzen ein.
- Verbinden Sie jede der nun folgenden Bewegungen immer mit einem fließenden und ruhigen Ein- und Ausatmen durch die Nase und achten Sie besonders darauf, dass Sie bei ungewohnten Bewegungen nicht die Luft anhalten, weil dies wiederum zu Blockaden führt.
- In Ihrer entspannten Sitzhaltung lassen Sie Ihren Kiefer sinken.

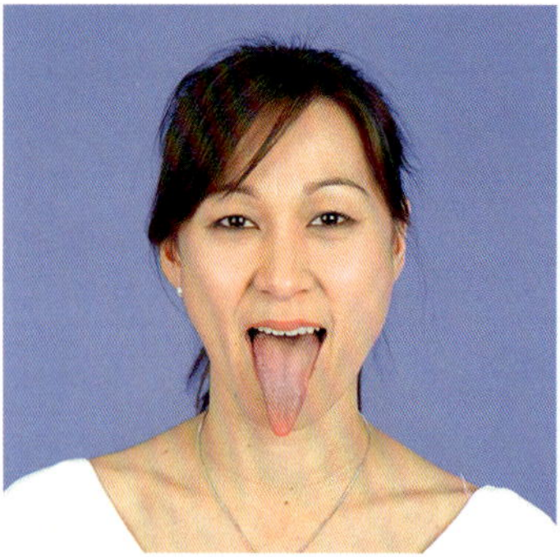 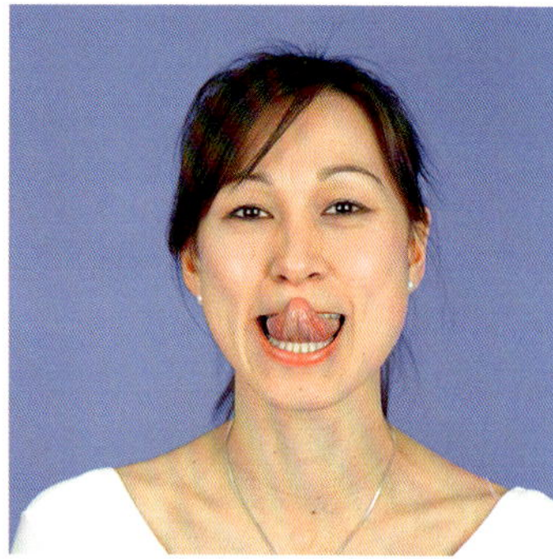

- Strecken Sie Ihre Zunge so weit wie möglich nach außen, so als wollte die Zungenspitze das Kinn und den Raum darunter erreichen. Wiederholen Sie dies vier- bis siebenmal.
- Strecken Sie die Zunge nach oben hin zu Ihrer Nasenspitze. Wiederholen Sie dies vier- bis siebenmal.
- Danach bewegen Sie Ihre Zunge in Ihrer Mundhöhle ein paarmal von links nach rechts und danach kreisen Sie mit Ihrer Zunge.
- Bringen Sie Ihre Zunge wieder in die Mittellage und rollen Sie sie an den oberen Gaumen wie bei einer Rolle rückwärts. Wiederholen Sie dies vier- bis siebenmal.
- Bringen Sie Ihre Zunge wieder in die Mittellage und rollen Sie sie zum Unterkiefer wie bei einer Rolle vorwärts. Wiederholen Sie dies vier- bis siebenmal.

3. Den Kiefer bewegen und pressieren

Bewegen

- Nehmen Sie die entspannte, aufrechte Sitzhaltung ein (s. S. 23).
- Lassen Sie Ihren Unterkiefer hängen und bringen Sie ihn wieder in die Mittellage zurück (Mund weit auf und zu, Masseter).
- Wiederholen Sie dies vier- bis siebenmal.
- Atmen Sie dabei ruhig und entspannt durch die Nase ein und aus. Halten Sie niemals die Luft an.

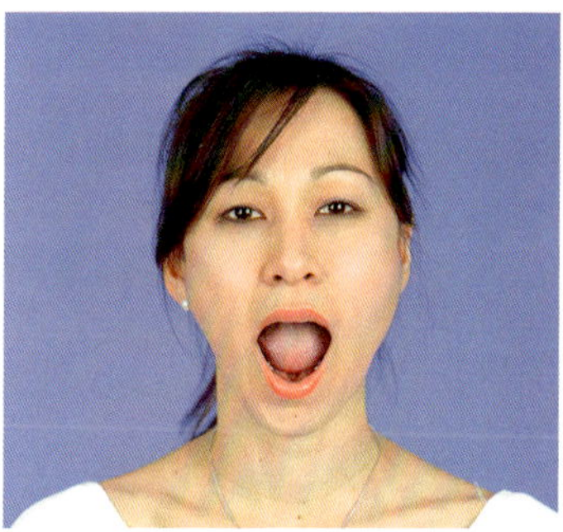

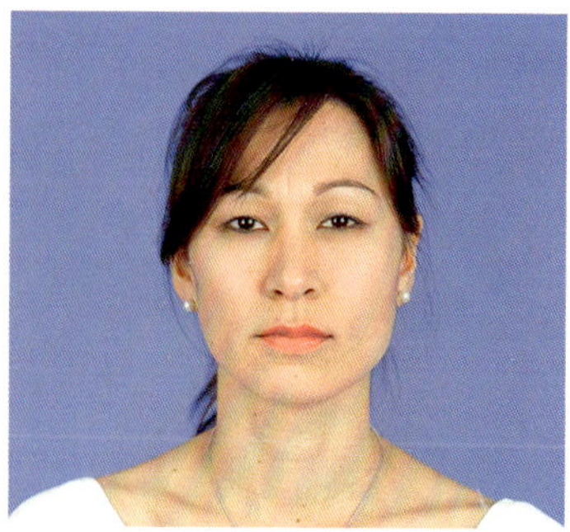

- Bewegen Sie nun Ihren Kiefer, so weit wie möglich, langsam von rechts nach links und von links nach rechts.
- Wiederholen Sie dies vier- bis siebenmal.
- Atmen Sie dabei ruhig und entspannt durch die Nase ein und aus.

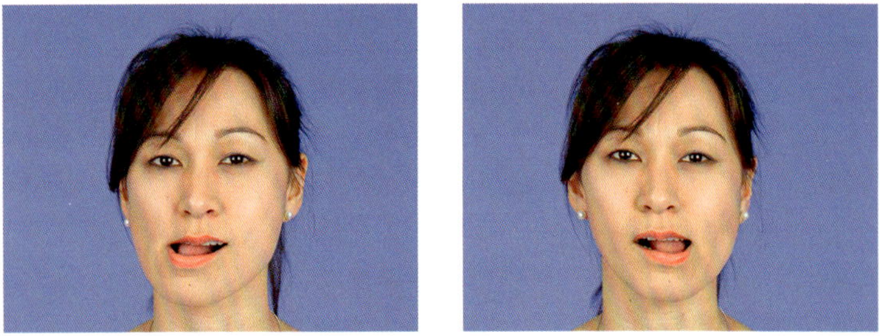

- Streichen Sie mit Zeige- und Mittelfinger ein paarmal von den Schläfen zum Unterkiefer. Sie werden feststellen, dass Sie zu gähnen beginnen (Temporalis).

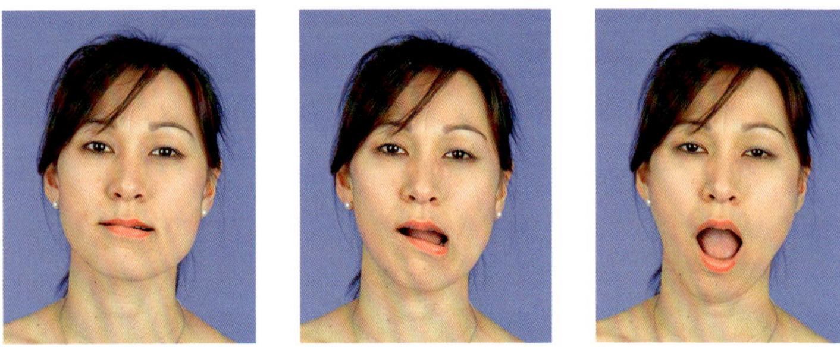

- Kreisen Sie den Unterkiefer nach links. Achten Sie auf eine runde, flüssige Bewegung.
- Wiederholen Sie dies vier- bis siebenmal.
- Atmen Sie dabei ruhig und entspannt durch die Nase ein und aus.

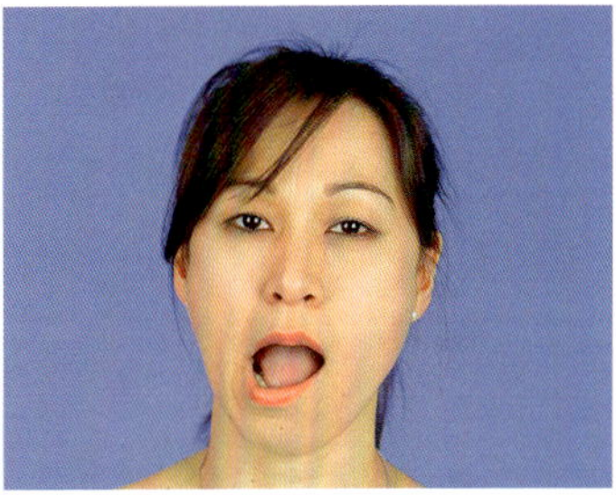

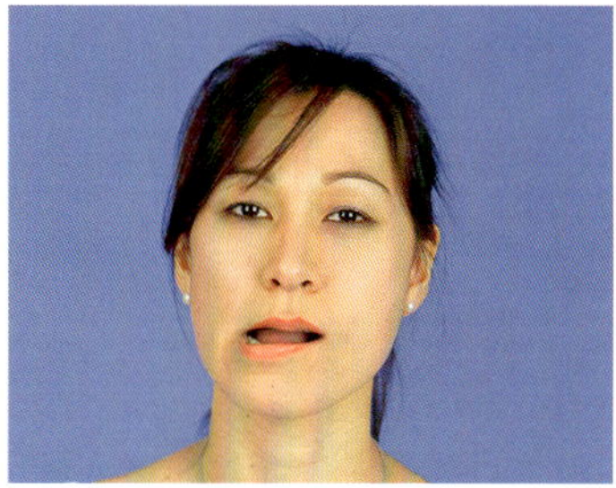

- Kreisen Sie den Unterkiefer nach rechts. Achten Sie darauf, dass aus der anfangs meist rechteckigen Bewegung eine runde Bewegung wird.
- Wiederholen Sie dies vier- bis siebenmal.
- Atmen Sie dabei ruhig und entspannt durch die Nase ein und aus.

Pressieren

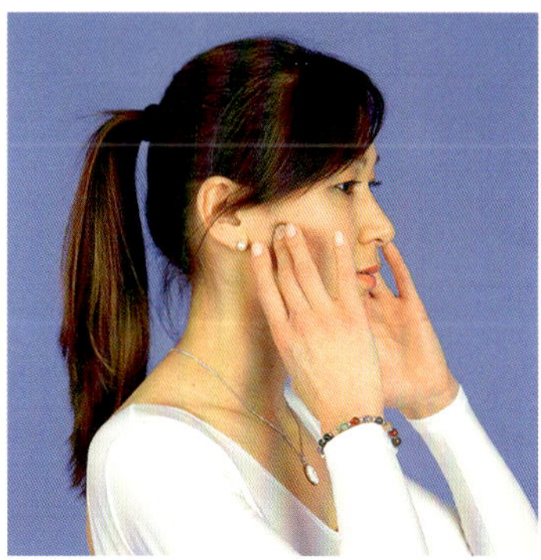

- Alle Kieferbewegungen (auf und zu, rechts und links, kreisen in beide Richtungen) können durch Pressieren verstärkt werden.
- Erspüren Sie mit den Fingerkuppen Ihrer Mittelfinger Ihre Kiefergelenke.

- Pressieren Sie während der Bewegung im Dreierrhythmus vor Ihren Kiefergelenken. Bei eins drücken Sie fester, bei zwei und drei nehmen Sie den Druck zurück (Walzer-Rhythmus).

Diese Übungen für den Kiefer können Sie in Ihren Alltag – in der U-Bahn, im Auto, im Flugzeug, wo auch immer – integrieren. Je öfter Sie sich mit Ihrem Kiefer beschäftigen, desto mehr werden Sie sich auch Ihrer Fehlspannung bewusst.

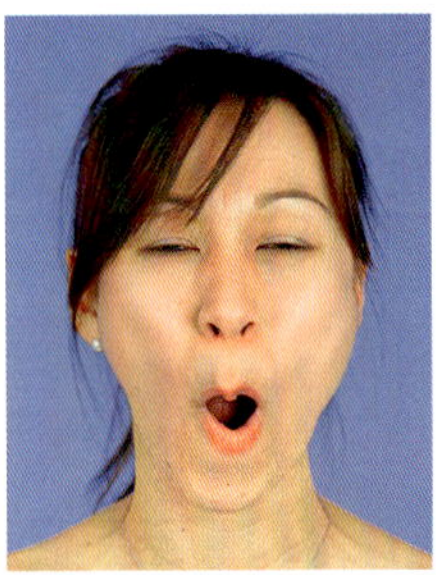

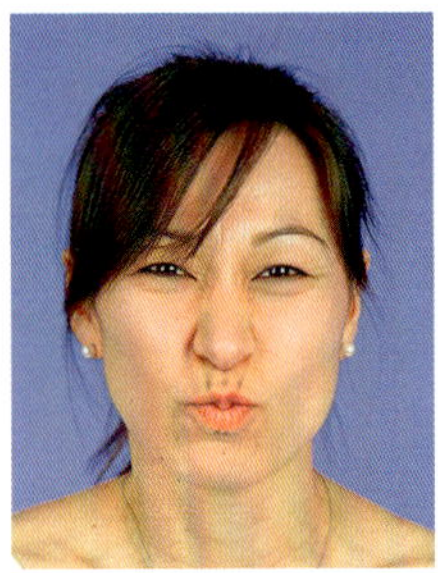

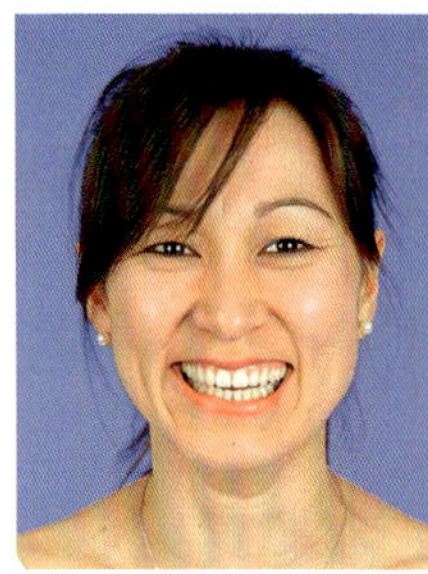

Schneiden Sie auch so oft wie möglich Grimassen, reißen Sie den Mund weit auf und zu, ziehen Sie die Augenbrauen nach oben, runzeln Sie immer wieder bewusst die Stirn (s. S. 51) und versuchen Sie, die Ohren zu bewegen. Dies führt zu mehr Energie sowie zu mehr Durchblutung und Lebendigkeit im Gesicht und damit auch zu einem frischen und strahlenden Aussehen.

4. Halswirbelsäule und Kiefer ins Lot bringen

Eine Halswirbelsäule, die sich im Lot befindet, ist für die meisten Menschen eher eine Seltenheit. Meist ist der Hals vorgereckt (Nofretete-Hals) oder verkürzt mit hochgezogenen Schultern (Schildkröten-Hals).

Im Qi Gong gilt eine ganz besondere Aufmerksamkeit dem Aufrichten und Ausgleichen der Halswirbelsäule.

Die nun folgende Übung aus dem Stillen Qi Gong „Der Kranich nimmt das Wasser auf" lenkt Ihre Aufmerksamkeit auf die Stellung Ihres Kinns und den dritten und vierten Halswirbel. Der Scheitelpunkt (Kronenchakra) wird auch Himmelspforte genannt. Durch sie tritt die Yang-Energie des Himmels in den Zentralkanal ein, der vor Ihrer Wirbelsäule bis zum Dammpunkt verläuft.

- Nehmen Sie die entspannte, aufrechte Sitzposition ein (s. S. 23).
- Halten Sie Ihr Kinn gerade, leicht nach unten gedehnt.
- Versuchen Sie mit Ihrem Einatmen den dritten und vierten Halswirbel und das Kinn nach rückwärts zu dehnen. Dabei öffnet sich Ihr Scheitelpunkt (Kronenchakra). Nur wenn Sie diese Haltung bewusst

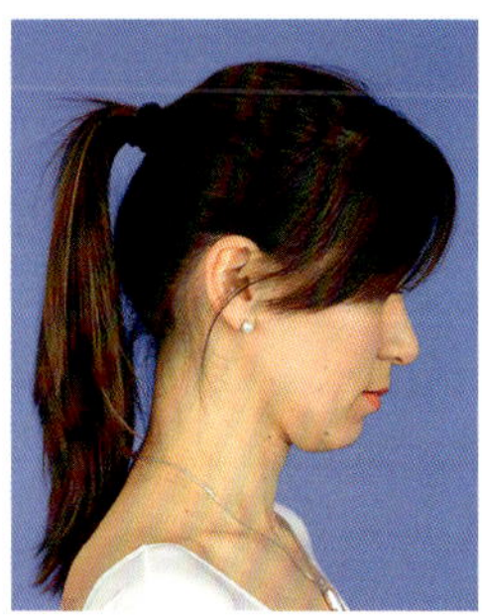

erleben, können Sie sich auch im Lot befinden.

- Mit dem Ausatmen bringen Sie Kinn und Halswirbelsäule wieder in die gelöste Ausgangsposition.
- Das Kinn beschreibt dabei ein vertikales Oval.
- Eine minimalistische Vor- und Rückwärtsbewegung des Kinns und der Halswirbelsäule wird dabei spürbar und sichtbar.
- Atmen Sie dabei ruhig durch die Nase ein und aus.

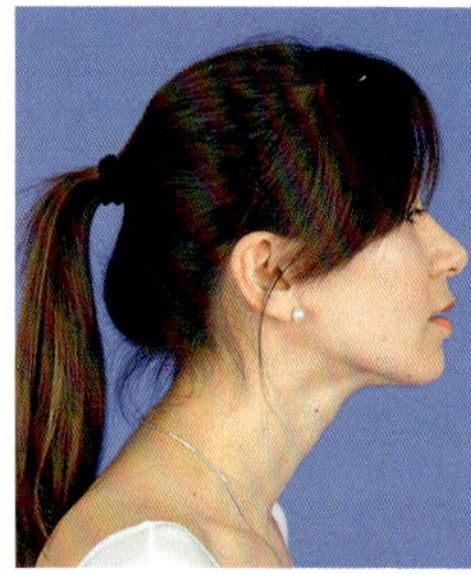

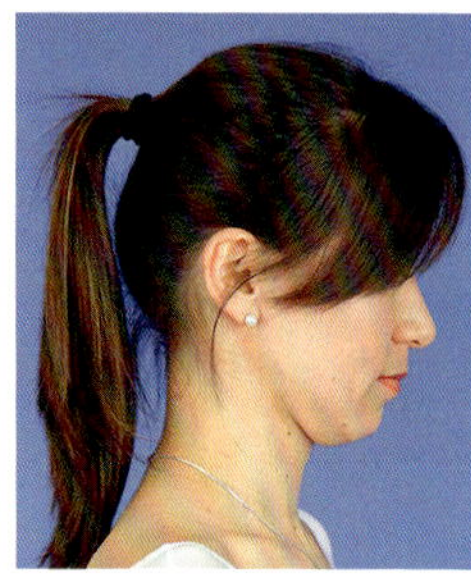

Wiederholen Sie dies so oft wie möglich, bei all Ihren täglichen Aufgaben. Achten Sie bewusst auf die sanfte Bewegung Ihrer Halswirbelsäule. Schenken Sie Ihrer rückwärtigen Halsmuskulatur mehr Konzentration und Bewusstheit. Entlasten Sie Ihren Atlas! Lassen Sie sich nicht verführen, eine Schildkröte (Kopf einziehen und Schultern hoch) oder Nofretete (schräger Hals nach vorn) zu werden. Ob im Sitzen, Gehen, Stehen – bringen Sie sich immer wieder in Ihr Lot. Dehnen und strecken Sie Ihre Halsmuskulatur, tragen Sie Ihren Kopf – dies können Sie auch mit drei Büchern auf dem Kopf üben.

5. Hals und Nacken dehnen und kräftigen

Drehübung – Mittellage

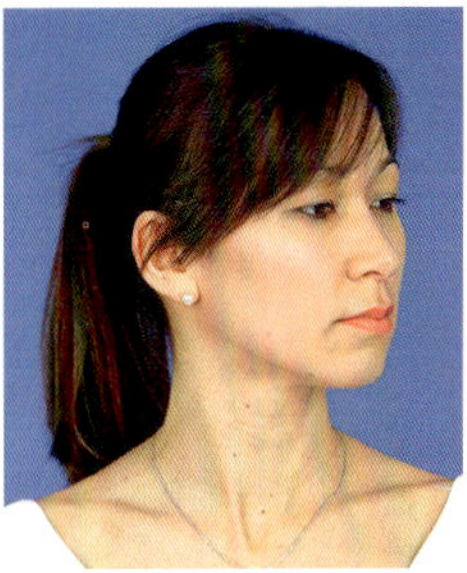

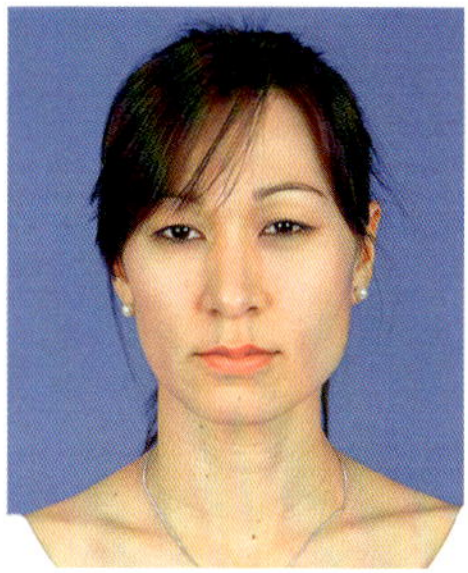

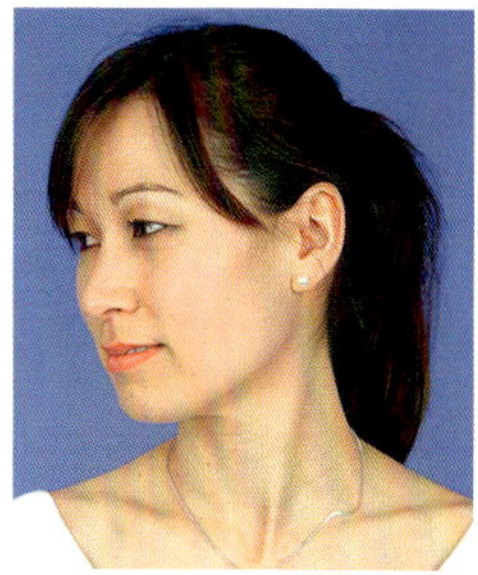

- Nehmen Sie die gelöste, aufrechte Sitzposition ein (s. S. 23).
- Drehen Sie Ihren Kopf langsam zur linken Seite, das Kinn bewegt sich wie auf einem Tablett, weder nach oben noch nach unten geneigt. Diese aufrechte Kinnhaltung ist von großer Bedeutung. Ziehen Sie dabei Ihren dritten und vierten Halswirbel leicht nach rückwärts („Der Kranich nimmt das Wasser auf").
- Erfühlen Sie vorsichtig Ihre Bewegungsgrenzen. Ein leichtes Ziehen darf sein, ein Verkrampfen nicht.
- Drehen Sie Ihren Kopf langsam zur rechten Seite wie oben beschrieben. Atmen Sie dabei sanft und ruhig ein und aus.
- Achten Sie auf einen gelösten Unterkiefer.
- Wiederholen Sie diese Übung mindestens dreimal nach links und dreimal nach rechts.

Drehübung – Rückbeuge

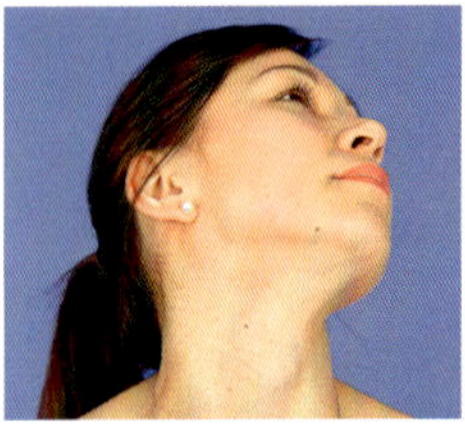
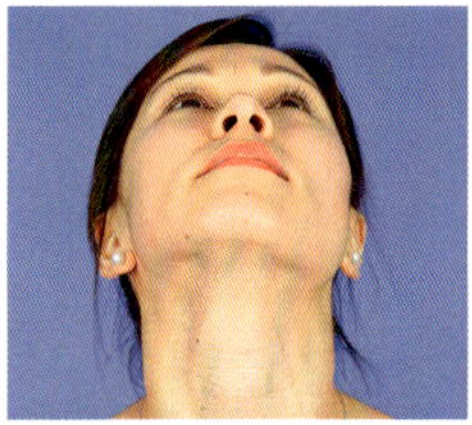
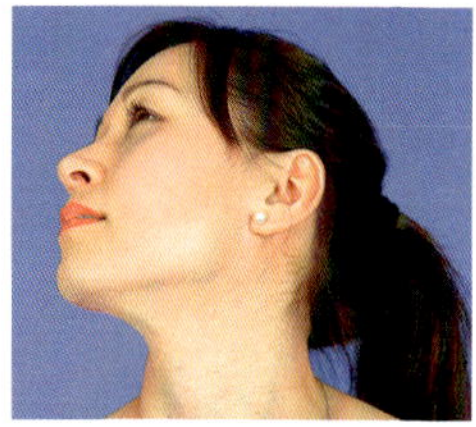

- Nehmen Sie die gelöste, aufrechte Sitzposition ein (s. S. 23).
- Lassen Sie Ihren Kopf langsam nach hinten hängen und drehen Sie ihn sanft nach links und nach rechts. Wiederholen Sie dies dreimal.
- Erfühlen Sie vorsichtig Ihre Bewegungsgrenzen. Ein leichtes Ziehen darf sein, ein Verkrampfen nicht.
- Atmen Sie dabei sanft und ruhig ein und aus.
- Achten Sie auf einen gelösten Unterkiefer.
- Achten Sie auf eventuell auftretende Schwindelgefühle.

Drehübung – Vorbeuge

- Nehmen Sie die gelöste, aufrechte Sitzposition ein (s. S. 23).
- Lassen Sie Ihren Kopf langsam nach vorn hängen und drehen Sie ihn sanft nach links und nach rechts. Wiederholen Sie dies dreimal.
- Erfühlen Sie vorsichtig Ihre Bewegungsgrenzen. Ein leichtes Ziehen darf sein, ein Verkrampfen nicht.

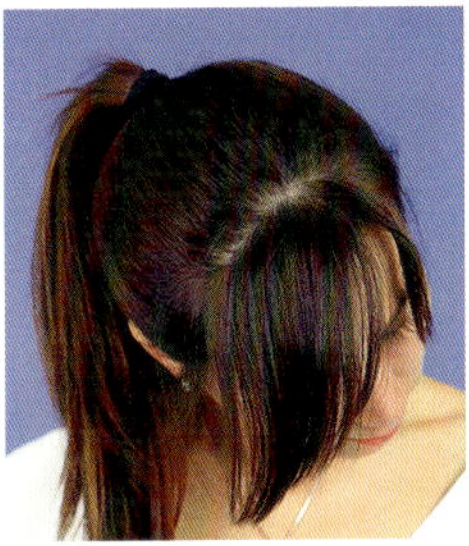
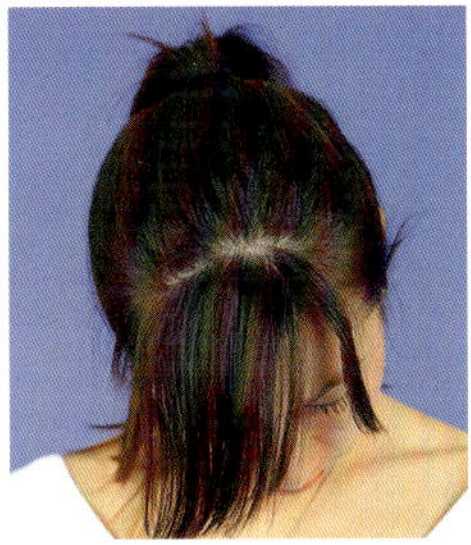
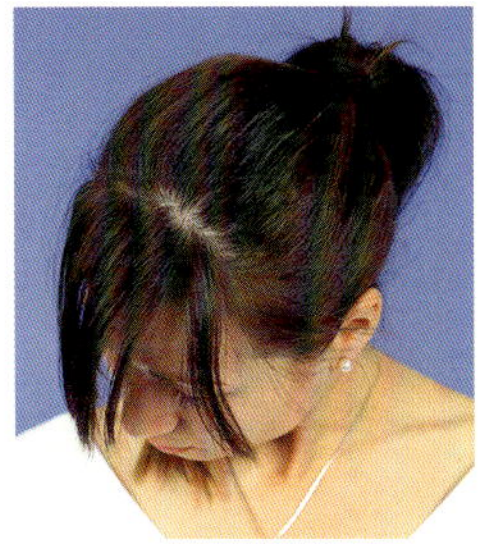

- Atmen Sie dabei sanft und ruhig ein und aus.
- Achten Sie auf einen gelösten Unterkiefer.

Drehübung mit offenem Mund

- Wiederholen Sie die drei Übungen mit weit geöffnetem Mund. Damit trainieren Sie Ihre gesamte Hals- und Nackenmuskulatur.
- Wenn Sie nur diese Übung täglich ausführen, werden Sie merken, wie erfrischt und verjüngt Sie sich fühlen.

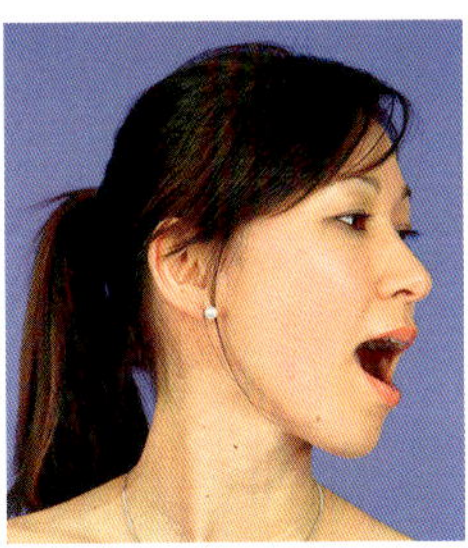
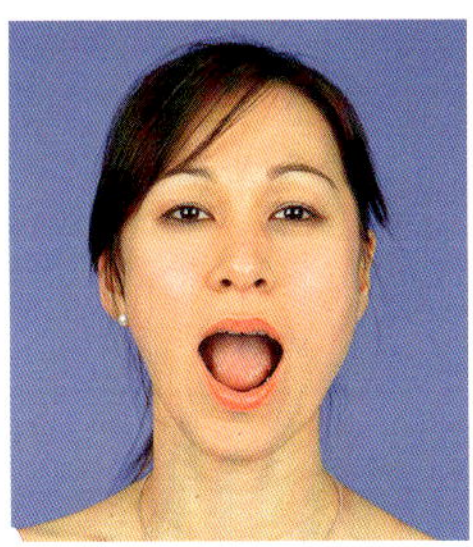
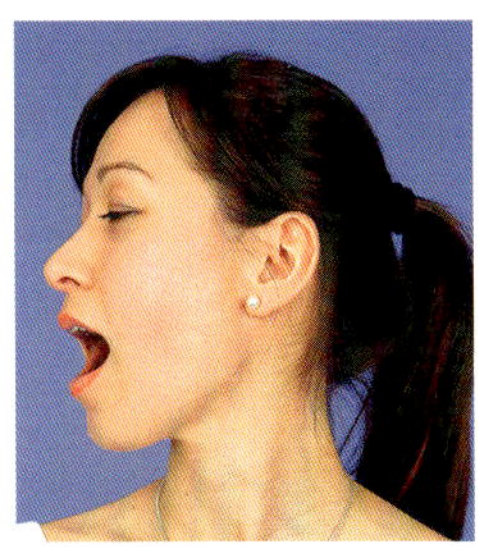

Ohr zur Schulter sinken lassen

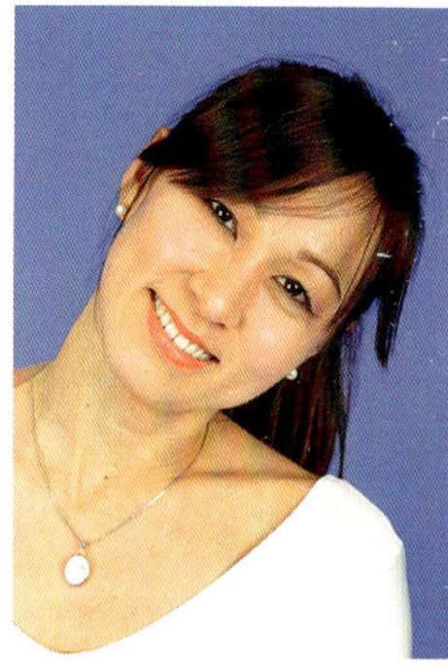

- Nehmen Sie die gelöste, aufrechte Sitzposition ein (s. S. 23).
- Lassen Sie sich Zeit.
- Lassen Sie Ihren Kopf langsam auf die linke Seite hängen, so als wollte Ihr linkes Ohr zur linken Schulter.
- Versuchen Sie, das Gewicht Ihres Kopfes zu spüren.
- Lassen Sie Ihren Kopf vier bis sieben Atemzüge so geneigt. Achten Sie dabei auf Ihr tiefes Ein- und Ausatmen durch die Nase und auf Ihren gelösten Unterkiefer.
- Spüren Sie das leichte Ziehen Ihrer rechten Nackenmuskulatur.
- Nehmen Sie dann langsam Ihren Kopf wieder zur Mitte.
- Lassen Sie dann den Kopf zur rechten Schulter sinken, so als wollte Ihr rechtes Ohr zur rechten Schulter.

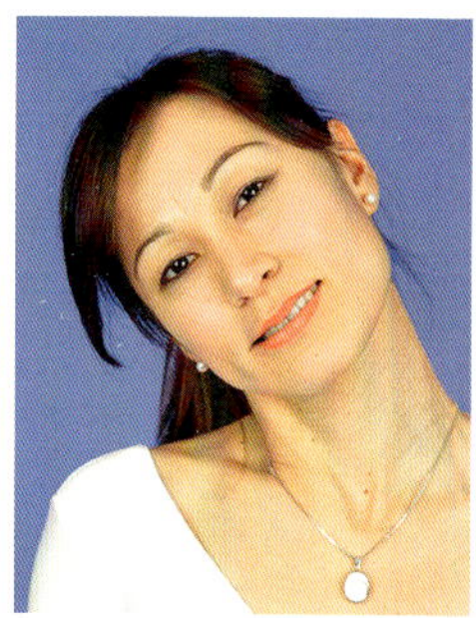

- Versuchen Sie, das Gewicht Ihres Kopfes zu spüren.
- Lassen Sie Ihren Kopf vier bis sieben Atemzüge so geneigt. Achten Sie dabei auf Ihr tiefes

Ein- und Ausatmen durch die Nase und auf Ihren gelösten Unterkiefer.

- Spüren Sie das leichte Ziehen Ihrer linken Nackenmuskulatur.
- Nehmen Sie dann langsam Ihren Kopf wieder zur Mitte.
- Wiederholen Sie die Übung nach beiden Seiten vier- bis siebenmal.

Kopf kreisen

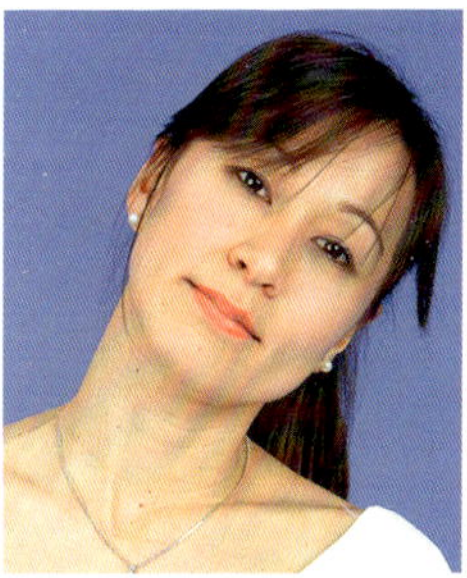
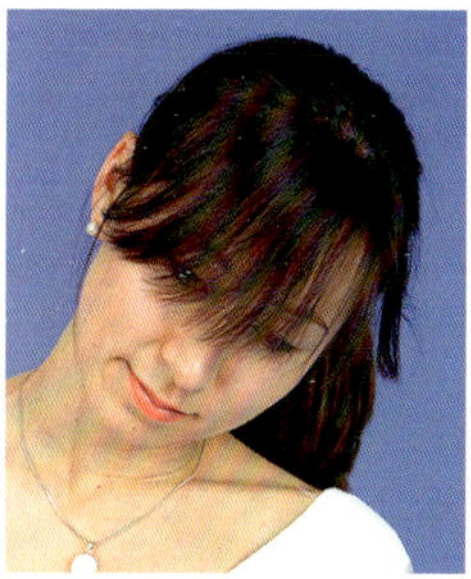
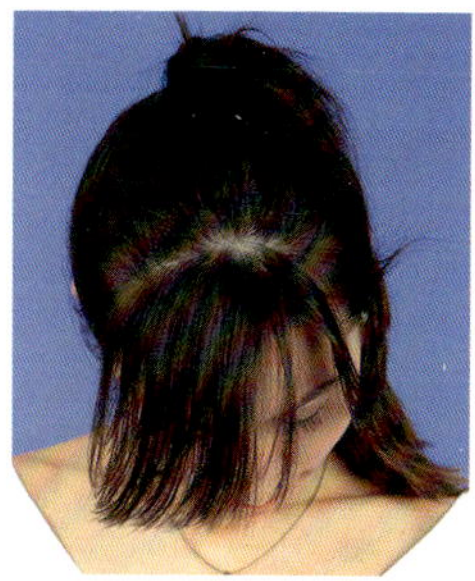

- Lassen Sie Ihren Kopf langsam auf die linke Seite hängen, so als wollte Ihr linkes Ohr zur linken Schulter.
- Spüren Sie die Schwere Ihres Kopfes.
- Kreisen Sie Ihren Kopf von der linken Seite entspannt zur rechten Seite, bis sich Ihr rechtes Ohr wieder über der rechten Schulter befindet. Lassen Sie Ihren Kopf dabei bewusst entspannt hängen.

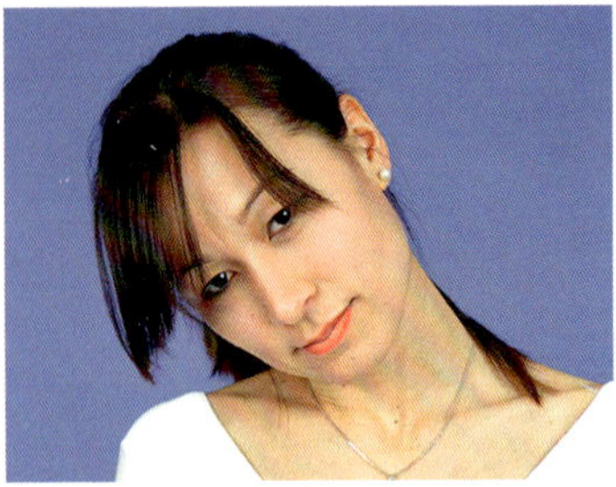 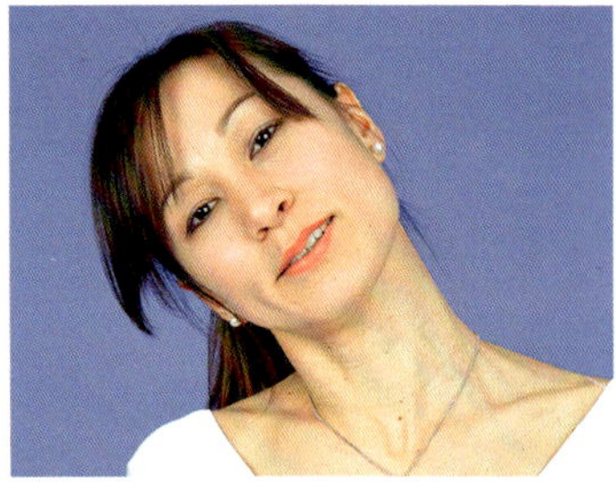

- Kreisen Sie Ihren Kopf dann über vorn wieder auf die linke Seite.
- Wiederholen Sie die Übung nach beiden Seiten vier- bis siebenmal.
- Achten Sie beim Kreisen besonders auf Ihren Kiefer und lassen Sie ihn locker. Diese Übung verlangt sehr viel Feingefühl.
- Verbinden Sie das Kopfkreisen immer mit einem sanften Ein- und Ausatmen durch die Nase. Halten Sie niemals die Luft an.

Entspannte, aufrechte Haltung im Stehen

- Stellen Sie sich aufrecht und gelöst im Lot auf den Boden.
- Die Füße stehen hüftbreit und parallel auseinander.
- Verlagern Sie Ihr Gewicht zu ca. sechzig Prozent auf die Ferse. Erspüren Sie die Außenseiten der Füße und auch alle Zehen.

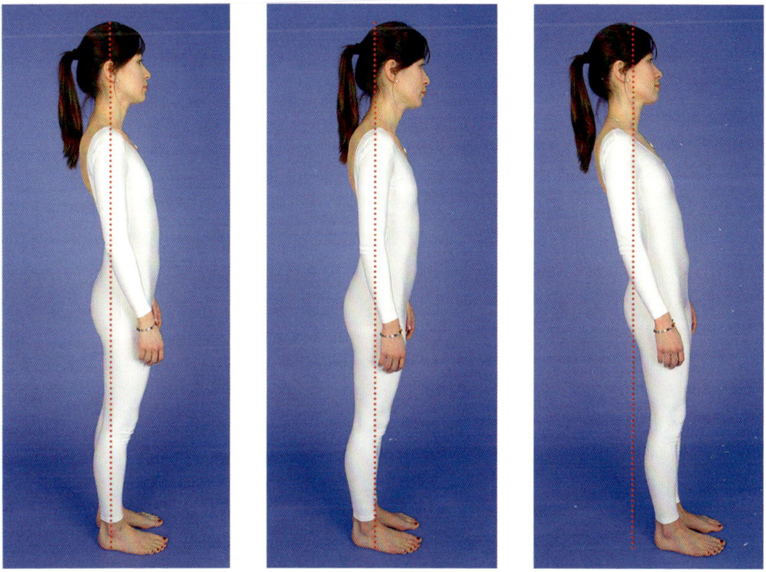

- Die Knöchel bewegen sich sanft miteinander, als wären sie mit einem Gummiband verbunden, ebenso die Knie und Hüftgelenke.
- Lassen Sie Ihre Lendenwirbelsäule los (wie auf einem Barhocker absitzen).
- Kippen Sie das Becken leicht nach vorn und beugen bzw. öffnen Sie Ihre Knie sanft.
- Achten Sie darauf, dass sich Ihr Schultergürtel genau über Ihrem Becken befindet.

- Entspannen Sie zwischen den Augenbrauen (Oberes Dan-Tien, Drittes Auge).
- Lassen Sie Ihre Lider sinken. Sie lächeln leicht.
- Halten Sie Ihr Kinn gerade, leicht nach unten gedehnt, dabei nehmen Sie Ihren dritten und vierten Halswirbel nach hinten. Durch das leichte Anziehen des Kinns wird Ihr Scheitelpunkt (Kronenchakra, Himmelspforte) geöffnet.
- Die Zunge berührt den oberen Zahnrand (Verbindung Du-Mai und Ren-Mai).
- Ziehen Sie Ihre Schultern leicht nach unten.
- Atmen Sie sanft und ruhig durch beide Nasenlöcher ein und aus.
- Visualisieren Sie unter Ihren Füßen Wurzeln, die mindestens neun Meter tief in die Erde reichen.
- Spüren Sie den Zentralkanal, der vom Scheitelpunkt zum Dammpunkt vor Ihrer Wirbelsäule verläuft.
- Um unsere Mitte besser finden zu können, bringen wir uns nun wieder wie im Sitzen bewusst aus dem Gleichgewicht.
- Schwanken Sie leicht nach vorn, d.h. das Gewicht zu siebzig Prozent auf die Vorderfüße und Zehen verlagern.
- Schwanken Sie dann nach rückwärts, d.h. siebzig Prozent des Gewichts ist auf den Fersen.
- Schwanken Sie langsam hin und her, ohne die Zehen und Fersen vom Boden zu lösen. Vertrauen Sie Ihrem Gefühl:

Sie können sich nun gut in Ihrer Mitte einpendeln und Ihre innere Mitte, Ihr Lot, Ihr Gleichgewicht auch wahrnehmen.

- Verlagern Sie Ihr Gewicht nun ganz auf den linken Fuß, ganz auf den rechten Fuß, ohne in der Leiste abzuknicken. Vertrauen Sie auch, aus dieser Bewegung Ihre innere Mitte zu finden. Sie fühlen sich wie mit einem Band über dem Scheitelpunkt mit dem Himmel und über den Dammpunkt mit der Erde verbunden.
- Genießen Sie Ihre innere Mitte, Sie befinden sich im Lot.

Entspannte, aufrechte Haltung im Stehen an der Wand

- Am besten können Sie Ihre aufrechte Haltung wahrnehmen, wenn Sie sich an eine Wand stellen.
- Die Füße sind ca. fünf Zentimeter von der Wand entfernt, stehen parallel und hüftbreit auseinander.
- Lehnen Sie sich vom Steißbein bis zum obersten Brustwirbel fest an die Wand.
- Der gesamte Rücken, vom Steißbein bis zum Kopf, sollte ohne Zwischenraum fest an der Wand anliegen. Dazu müssen Sie normalerweise die Knie leicht oder auch etwas mehr nach unten beugen.
- Da sich bei den meisten Fehlhaltungen der Hals zwei Zentimeter vor der Brustwirbelsäule befindet, können viele ihren Hinterkopf leider nicht mehr anlehnen.

- Sie erspüren und erfahren damit exakt, um wie viel Sie Ihre Kopf- und Halsmuskeln noch zu korrigieren haben.
- Wer den Kopf noch gut anlehnen kann, hat meist nur noch eine kleine Begradigung der Muskulatur zu leisten.
- Stellen Sie sich mindestens fünf Minuten lächelnd an die Wand und korrigieren Sie dabei immer mehr Ihre Hals- und Kopfhaltung.
- Atmen Sie sanft und ruhig durch die Nase ein und aus.
- Diese Übung können Sie überall unbemerkt durchführen, in der U-Bahn, im Zug etc.

Schulterwahrnehmung

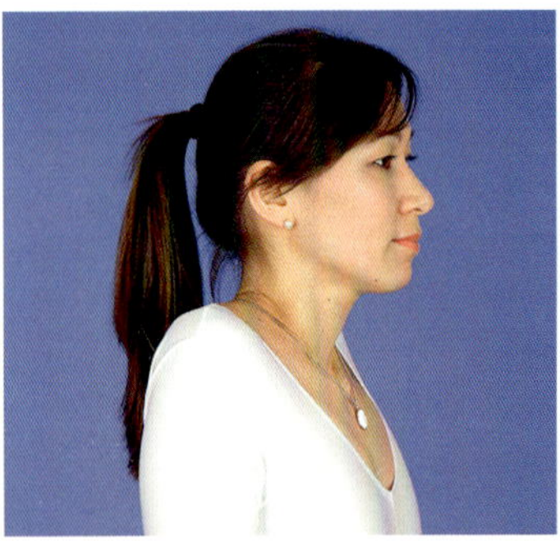

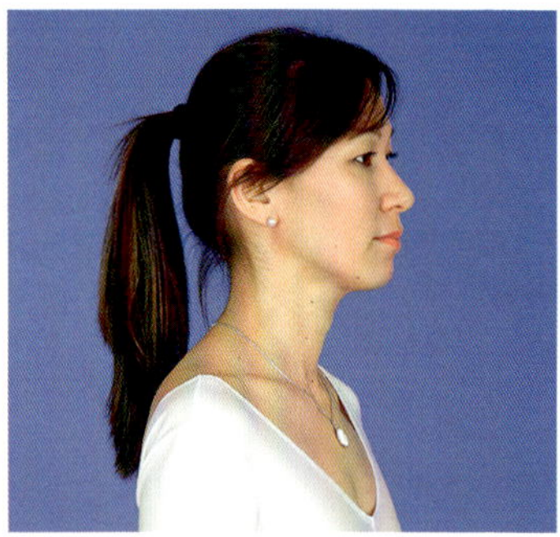

- Nehmen Sie die entspannte, aufrechte Haltung im Stehen ein.
- Ziehen Sie mit dem Einatmen beide Schultern hoch.

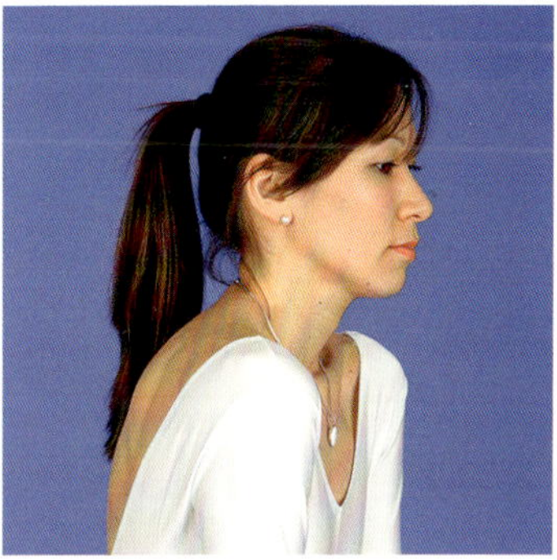

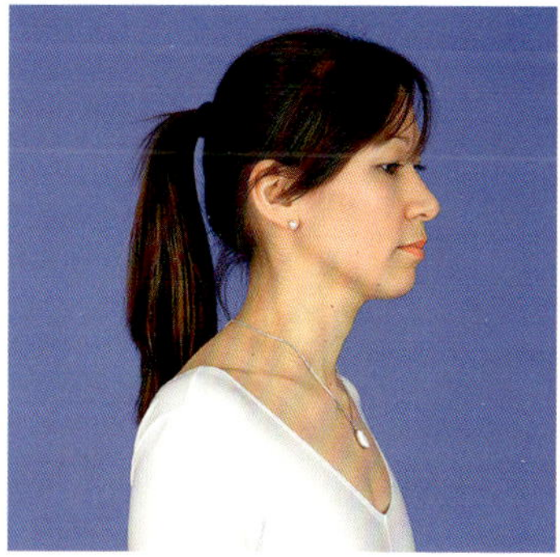

- Lassen Sie sie mit dem Ausatmen nach unten sinken.
- Wiederholen Sie dies mindestens dreimal.
- Nehmen Sie dann beide Schultern mit dem Einatmen nach vorn.
- Mit dem Ausatmen nehmen Sie sie zur Mitte zurück.
- Wiederholen Sie dies mindestens dreimal.
- Nehmen Sie beide Schultern mit dem Einatmen nach rückwärts.
- Mit dem Ausatmen nehmen Sie sie zur Mitte zurück.
- Wiederholen Sie dies mindestens dreimal.

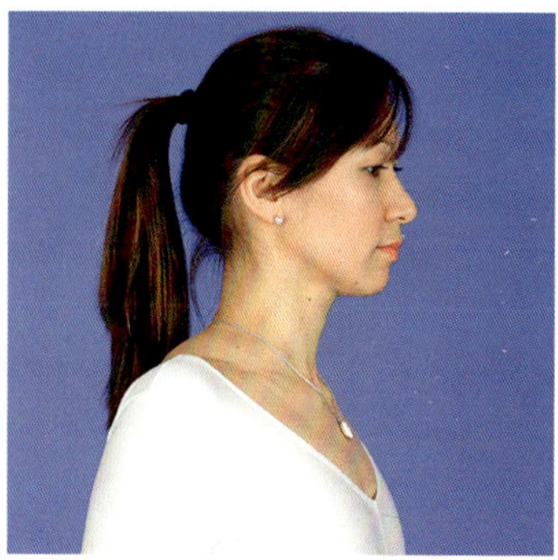

- Nehmen Sie beide Schultern mit dem Einatmen nach vorn.
- Mit dem Ausatmen nehmen Sie sie so weit wie möglich nach rückwärts.
- Wiederholen Sie dies mindestens dreimal.

Kreisen mit Schmetterlingsarmen

- Legen Sie beide Hände mit den Fingerkuppen oben auf Ihre Schultern.
- Führen Sie beide Ellbogen vor Ihrem Brustbein zusammen, kreisen Sie dann nach hinten und unten.
- Wiederholen Sie die Übung vier- bis siebenmal.
- Bei der Aufwärtsbewegung atmen Sie sanft durch die Nase ein, bei der Abwärtsbewegung aus.

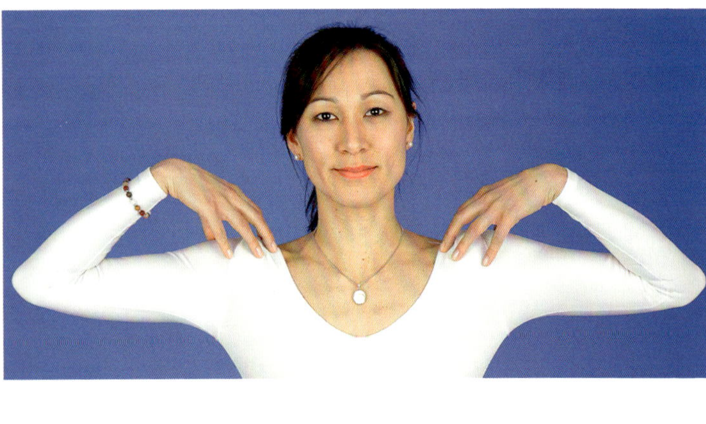

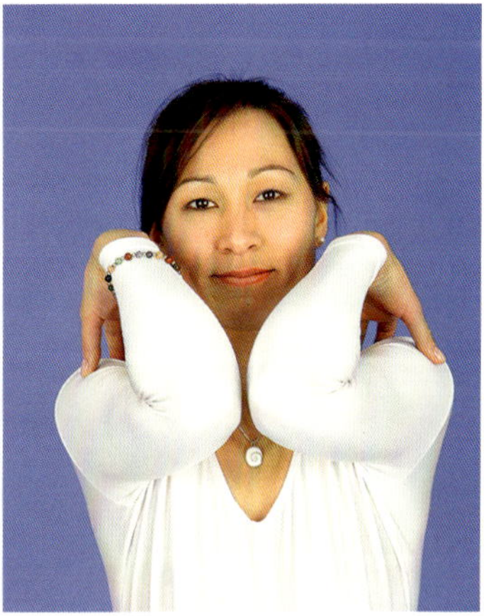

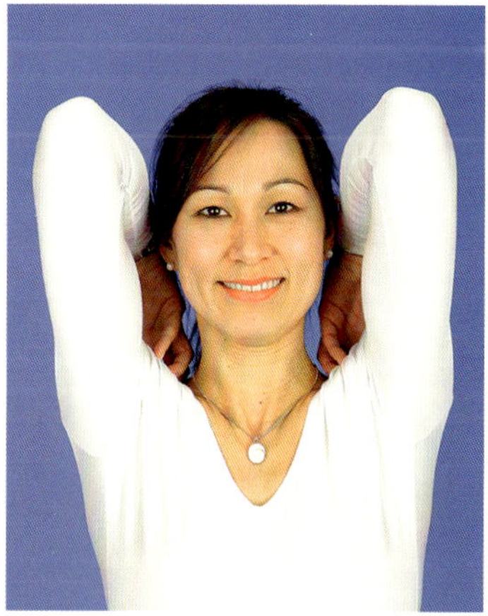

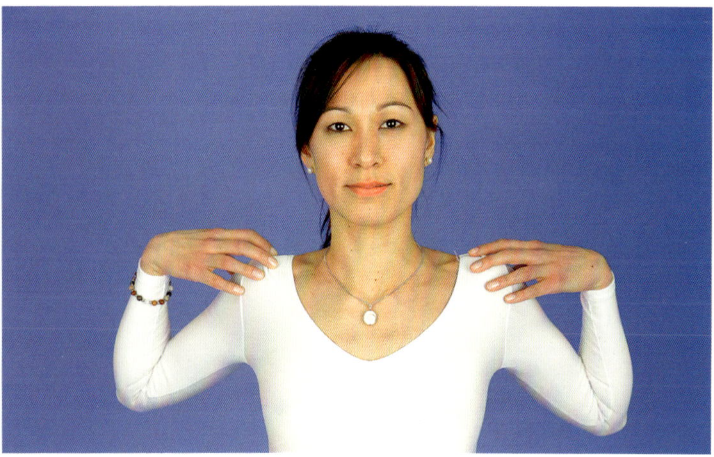

- Führen Sie beide Ellbogen über unten, rückwärts, hoch und nach vorn.
- Wiederholen Sie die Übung vier- bis siebenmal.

Kreisen mit gestreckten Armen

- Kreisen Sie mit ausgestreckten Armen und Händen von unten, nach vorne, nach oben, nach rückwärts und wieder nach unten.

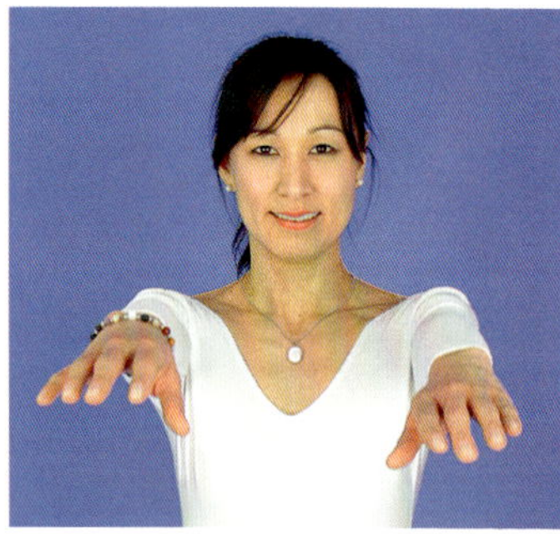

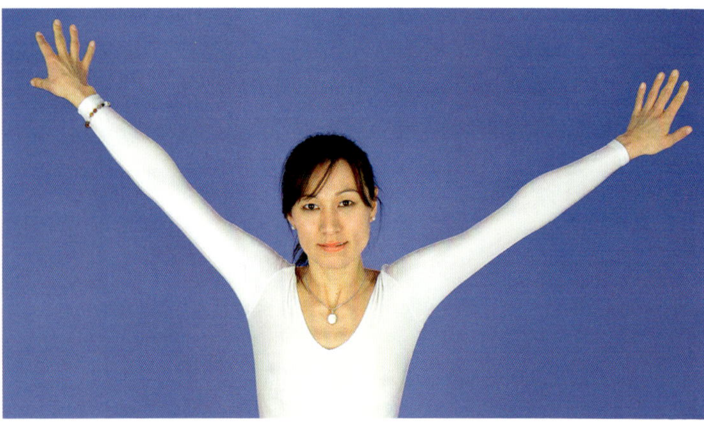

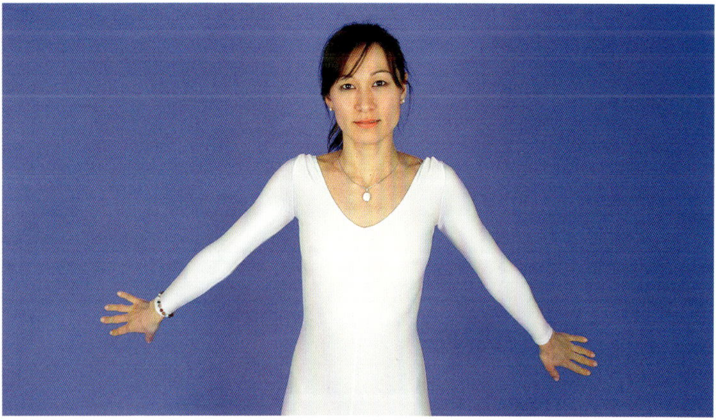

- Wiederholen Sie die Übung vier- bis siebenmal.
- Bei der Aufwärtsbewegung atmen Sie sanft durch die Nase ein, bei der Abwärtsbewegung aus.
- Kreisen Sie mit ausgestreckten Armen und Händen von unten, nach rückwärts, nach oben, nach vorn und nach unten.
- Wiederholen Sie die Übung vier- bis siebenmal.

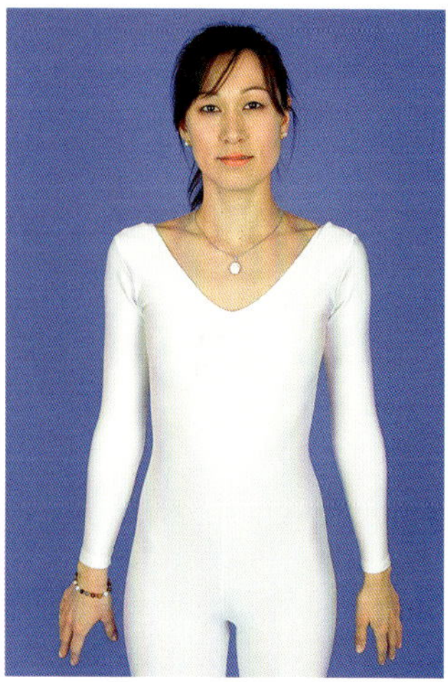

Kreisen mit gestreckten Armen im Wechsel

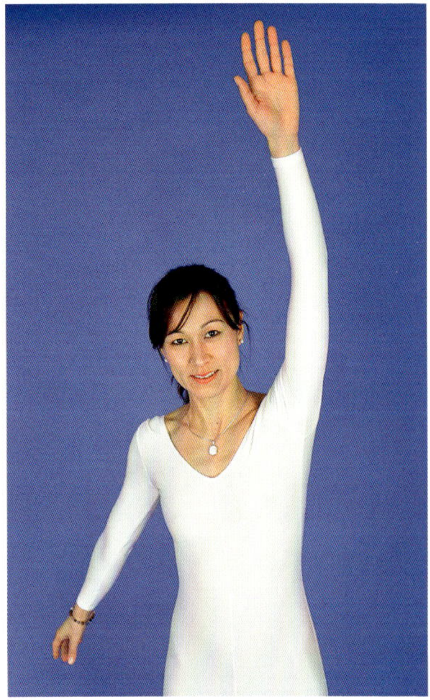

- Der rechte Arm streckt sich zur Decke, der linke Arm streckt sich zur Erde.
- Kreisen Sie mit den Armen nun abwechselnd nach rückwärts und auch nach vorwärts (Kraulen rückwärts und vorwärts).
- Wiederholen Sie die Übung vier- bis siebenmal.

6. Tiefe ganzheitliche Körperentspannung

Eine tiefe Entspannung des gesamten Körpers ist die beste Voraussetzung für einen entspannten Kiefer. Vor vielen, vielen Jahren habe ich mehrere Kurse für Autogenes Training und Progressive Muskelentspannung nach Jacobson/Wolpe bei Prof. Langen in Mainz und Prof. Stocksmeier in Tutzing belegt. Diese Technik, bei der man durch den ganzen Körper geht, beruht auf der wechselweisen Anspannung und Entspannung der Muskulatur. Bei der Progressiven Muskelentspannung werden Sie sich besonders Ihrer verspannten Muskulatur bewusst. Durch die bewusste Entspannung entsteht ein tiefes Gefühl der Ruhe. Dies wäre die ideale Voraussetzung für alle Übungen in diesem KieferHeilbuch.

Anfangs sollten Sie sich zwanzig Minuten Zeit nehmen, je öfter Sie diese Übung wiederholen, desto einfacher und kürzer kann sie werden (bis hin zu drei Minuten).

- Legen Sie sich auf eine Unterlage auf den Boden.
- Die Beine sind hüftbreit, die Fußspitzen fallen leicht nach außen.
- Ihr Becken sollte entspannt auf der Unterlage liegen.
- Ziehen Sie die Schultern nach unten.
- Dehnen Sie den dritten und vierten Halswirbel gegen den Boden („Der Kranich nimmt das Wasser auf“).
- Lassen Sie den Kiefer locker.

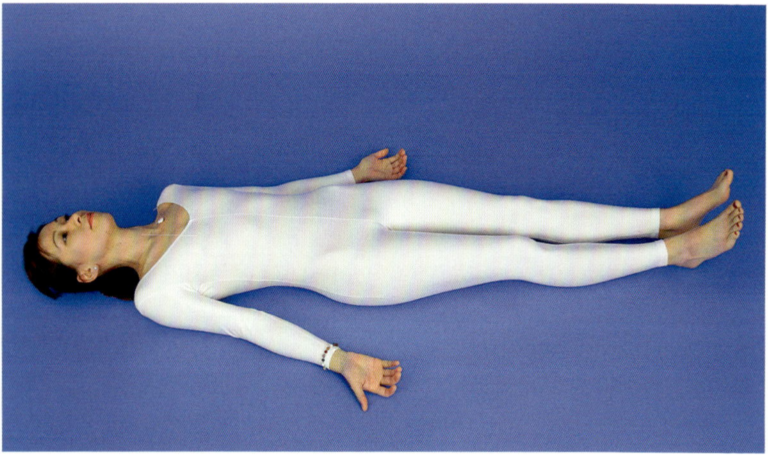

- Entspannen Sie zwischen den Augen (Oberes Dan-Tien, Drittes Auge).
- Senken Sie Ihre Lider.
- Ihr Gesicht trägt ein leichtes Lächeln.
- Liegen Sie ganz ruhig und entspannt.
- Spannen Sie bei den folgenden Übungen immer etwa fünf Sekunden an, gerade so stark, dass Sie ein leichtes Ziehen verspüren, es sollte nicht zu einer Verkrampfung kommen.
- Danach lösen Sie die Spannung etwa zehn Sekunden lang.
- Versuchen Sie immer, alle nicht betroffenen Muskeln so entspannt wie möglich zu halten.

- Ballen Sie beide Fäuste, zählen Sie langsam bis fünf, dann lassen Sie langsam die Spannung los und zählen dabei bis zehn.
- Spannen Sie nun beide Oberarmmuskeln an. Dabei beugen Sie die Unterarme so, dass sie im rechten Winkel zu den Oberarmen stehen – wieder lösen.
- Spannen Sie beide Unterarmmuskeln an, indem Sie mit den Handflächen flach auf Ihre Unterlage drücken – wieder lösen.
- Runzeln Sie nun die Stirn. Öffnen Sie dabei die Augen ganz weit, bis Querfalten auf Ihrer Stirn entstehen – wieder lösen.
- Ziehen Sie nun die Augenbrauen zusammen, bis eine senkrechte Falte auf Ihrer Stirn entsteht – wieder lösen.
- Kneifen Sie nun die Augen ganz fest zusammen – wieder lösen.
- Pressen Sie die Lippen aufeinander, ohne die Zähne zusammenzubeißen – wieder lösen.
- Drücken Sie die Zunge gegen den Gaumen – wieder lösen.
- Beißen Sie nun die Zähne zusammen – wieder lösen.
- Drücken Sie Ihren Nacken (dritter und vierter Halswirbel) fest gegen Ihre Unterlage – wieder lösen.
- Pressen Sie das Kinn fest auf Ihre Brust – wieder lösen.

- Ziehen Sie die Schultern hoch bis zu den Ohren – wieder lösen.
- Drücken Sie die Schulterblätter nach hinten zur Wirbelsäule hin zusammen – wieder lösen.
- Nun atmen Sie tief ein, bis Ihr Brustkorb sich wölbt, atmen Sie flach weiter – wieder lösen.
- Nun drücken Sie den Bauch heraus und halten ihn eine Weile, während Sie weiteratmen – wieder lösen.
- Spannen Sie nun Ihr Gesäß an, machen Sie ein Hohlkreuz – wieder lösen.
- Ziehen Sie Ihre Beine an und stellen Sie Ihre Füße parallel und hüftbreit auseinander auf. Spannen Sie die Oberschenkel an, als würden Sie mit den Knien etwas wegdrücken wollen – wieder lösen.
- Spannen Sie die Unterschenkel an, indem Sie die Füße nach unten auf die Unterlage drücken – wieder lösen.
- Spannen Sie die Unterschenkel an, indem Sie die Füße nach oben ziehen – wieder lösen.
- Spannen Sie nun den gesamten Körper mit allen Muskelgruppen an – wieder lösen.

Bleiben Sie nun einige Minuten ruhig liegen, gehen Sie noch einmal Ihre Muskelgruppen geistig durch und lockern diese dabei immer tiefer und weiter.

7. Das Heilmantra

Allein durch das Rezitieren eines Mantras versetzen Sie sich mit dem Klang Ihrer eigenen Stimme in eine andere Schwingung. Wenn Sie sich beim Autofahren, im Beruf oder auch zu Hause gestresst fühlen, können Sie sich jederzeit durch das Rezitieren dieser wenigen Silben in eine andere geistige Haltung bringen und Ihre Stimmung damit verändern.

In der tibetischen Tradition hat man Tausende Jahre lang die Wirkung dieser Klänge auf Körper und Geist erforscht. Somit ist es für uns relativ leicht, mit Mantras meist eine schnelle Wirkung zu erzielen. Mantras kann man überall und immer auch lautlos einsetzen. Sie können so zu einem ständigen Begleiter werden und die Heilkraft der vorangegangenen Übungen unterstützen.

Man kann sie morgens, abends, im Traum oder sogar im Schlaf rezitieren. Ausschlaggebend sind Konzentration und Motivation. Wenn Geist und Herz sich vereinen, ist die Wirksamkeit am stärksten.

Für Ihren Kiefer schlage ich Ihnen das Mantra der Schutzdakini Singhamukha vor:

OM SINGHAMUKHA HUNG PHET

Das Singhamukha-Mantra ist ein Energiemantra und schenkt Ihnen transparenten Schutz.
Versuchen Sie, Vertrauen in die Kraft des Tones in sich zu wecken.
Sprechen Sie das Mantra so oft wie möglich.
Öffnen Sie sich für Ihre Heilung.

Die Autorin

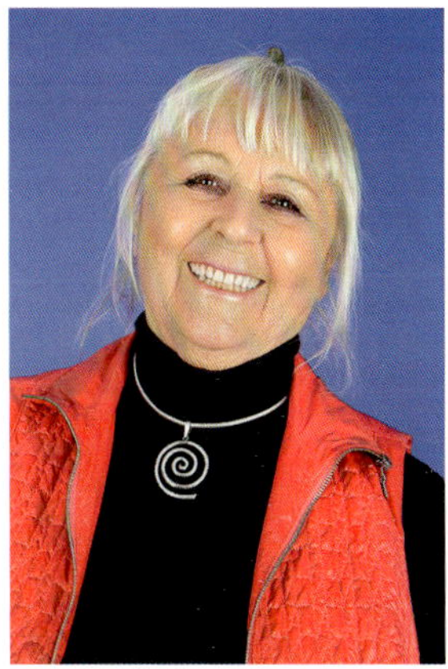

Inka Jochum unterrichtet seit über vierzig Jahren Atemtherapie, Yoga und Qi Gong. Sie war über dreißig Jahre Dozentin für Entspannung an der Staatlichen Gymnastikschule in München, gibt regelmäßig Kurse an der Volkshochschule und in anderen Einrichtungen. Sie unterrichtet auch in Einzelstunden Atemtherapie, Yoga, Qi Gong und Meditation und gibt Einzelbehandlungen. Sie veranstaltet zudem Seminare, Wochenendkurse und bietet spirituelle Reisen zu Kraftplätzen an. 1984 gründete sie die DANA e.V., die Gesellschaft zur Erhaltung tibetischer Kultur und Medizin (www.dana-ev.de).

www.inka-jochum.de
E-Mail: info@inka-jochum.de

Dank

Hiermit möchte ich meiner Lektorin Sabine Jaenicke sehr herzlich für ihre Geduld, Kreativität und Inspiration danken. Meiner Nichte Toko Jochum, die inmitten ihrer Abschlussprüfungen steht und sich spontan als Model zur Verfügung stellte, gelten besondere Dankbarkeit und Respekt. Ebenso danke ich meinem Bruder Dr. med. Karl-Heinz Jochum, der mich immer bereitwillig bei allen medizinischen Fragen berät. Dem Fotografen Wolfgang Roucka, einer Schwabinger Legende, danke ich für seine überraschenden kreativen Einfälle sowie deren präzise und schnelle Umsetzung. Besonderer Dank gilt SH Drikung Kyabgon Chetsang, der mir immer wieder die verschiedenen Mantras überträgt.